Idrissa Sacko

Saúde, segurança no trabalho e ambientes profissionais no Mali

Saúde, segurança no trabalho e ambientes profissionais no Mali

Idrissa Sacko

Saúde, segurança no trabalho e ambientes profissionais no Mali

ScienciaScripts

Imprint
Any brand names and product names mentioned in this book are subject to trademark, brand or patent protection and are trademarks or registered trademarks of their respective holders. The use of brand names, product names, common names, trade names, product descriptions etc. even without a particular marking in this work is in no way to be construed to mean that such names may be regarded as unrestricted in respect of trademark and brand protection legislation and could thus be used by anyone.

Cover image: www.ingimage.com

This book is a translation from the original published under ISBN 978-620-3-44503-9.

Publisher:
Sciencia Scripts
is a trademark of
Dodo Books Indian Ocean Ltd. and OmniScriptum S.R.L publishing group

120 High Road, East Finchley, London, N2 9ED, United Kingdom
Str. Armeneasca 28/1, office 1, Chisinau MD-2012, Republic of Moldova, Europe
Printed at: see last page
ISBN: 978-620-8-04739-9

AVALIAÇÃO DOS RISCOS FÍSICOS E QUÍMICOS NAS OFICINAS DE FABRICO DE APARELHOS ORTOPÉDICOS DO CENTRO NACIONAL DE APARELHOS ORTOPÉDICOS DO MALI

[1,2]I Sacko , TB Bagayoko , (SOMASST) [3]

1. Centro Nacional de Adaptação Ortopédica do Mali

2. Serviço de medicina legal e do trabalho do hospital Nianankoro Fomba de Ségou.

3. Sociedade Maliana para a Saúde e Segurança no Trabalho

Autor: Dr. Idrissa Sacko, especialista em saúde e segurança no trabalho, Centre National d'Appareillage Orthopédique. 00223 76 18 88 82

Correio eletrónico: sackoidrissa43@yahoo.fr

Conflitos de interesse: nenhum.

Resumo: Em maio, o Centre National d'Appareillage Orthopédique du Mali (CNAOM) presta serviços especializados de ortopedia e reabilitação, especializando-se também na conceção e promoção de aparelhos e ajudas técnicas para pessoas com deficiência.

Objetivo: Avaliar os riscos físicos e químicos nas oficinas de fabrico de aparelhos ortopédicos.

Metodologia: Este foi um estudo transversal descritivo realizado de 1 a 31 de agosto de 2020. Foram incluídos todos os ortoprotesistas que trabalham nas oficinas de produção. Foram realizadas visitas técnicas às instalações e um questionário multipartes (aspetos sociodemográficos, condições de trabalho, etc.). Os dados foram recolhidos em áreas das oficinas de produção onde foram efectuadas medições ambientais (ruído, temperatura ambiente, poeiras, luz).

Resultados: Verificou-se uma clara predominância do sexo masculino, com um rácio de 6,5% a favor dos homens. A idade média foi de 40,25 anos, com extremos de 20 e 60 anos. A antiguidade inferior a 5 anos foi de 60,0% entre os trabalhadores. Mais de metade dos trabalhadores eram ortoprotésicos. Na sala de máquinas, a metrologia revelou um nível de ruído de 90 dB(A), desconforto no calor, com temperaturas variando de 26 a 40°C, e a quantidade de luz fornecida não atendia aos padrões. A quantidade de pó de gesso encontrada no ar ambiente foi de 5,5 mg/cm3 na sala de estucagem e moldagem. Constatámos a presença de numerosos produtos químicos no ambiente de trabalho. Quanto aos acidentes de trabalho registados pelos trabalhadores, 53,3% consideraram que estavam mais expostos a ferimentos, 13,3% a cortes e 73,3% a queimaduras. Em termos de equipamento de proteção individual, 86,6% usavam máscaras. Quanto ao uso de luvas, apenas 66,6% as tinham e utilizavam-nas ocasionalmente. Não registámos nenhum caso de doença profissional.

Conclusão: As actividades de fabrico de próteses expõem os trabalhadores a numerosos riscos, com a presença simultânea de várias situações de trabalho perigosas. Daí a necessidade de considerar estratégias de prevenção centradas sobretudo na prevenção primária.

<u>Palavras-chave</u>: avaliação; riscos físicos e químicos; aparelhos ortopédicos; workshops; CNAOM.

<u>INTRODUÇÃO</u>

No Mali, o Centre National d'Appareillage Orthopédique du Mali (CNAOM) presta serviços especializados de ortopedia e de reabilitação, especializando-se também na conceção e promoção de aparelhos e ajudas técnicas para pessoas com deficiência;
Uma prótese é um dispositivo utilizado para substituir um membro amputado, parte de um membro ou um órgão gravemente danificado ou destruído. [1]

No local de trabalho, os trabalhadores podem estar expostos a um grande número de agentes químicos e físicos em simultâneo. A multiplicidade e a concomitância das exposições podem favorecer o aparecimento de patologias e acentuar as dificuldades no trabalho. [2].

Para fazer uma prótese, começamos com o molde, que serve para tirar as medidas da parte amputada. Esta medida dá o negativo (a impressão do magnon) e é a partir do negativo (molde) que obtemos o positivo. Uma vez obtido o positivo, este é termoformado e o equipamento de qualquer prótese é montado. Na sala de provas, o paciente começa a andar.

Os diferentes tipos de próteses são :

- Prótese tibial: dispositivo utilizado para substituir a parte do pé amputada ao nível do fémur;
- Prótese femoral: é um dispositivo utilizado para substituir o fémur que foi amputado mais acima;

- Prótese do membro superior: trata-se de um dispositivo utilizado para substituir um membro superior amputado [10].

Durante estas fases, vários produtos utilizados são reconhecidos como tóxicos, como a acetona, a cola de neopreno, a resina e os metais. Alguns destes agentes são responsáveis por doenças por vezes graves, como o cancro, a asma e a silicose, que continua a ser a doença profissional mais frequentemente descrita entre os técnicos de prótese dentária. Está ligada à inalação de poeiras siliciosas durante o fabrico de moldes para próteses metálicas. O fabrico de próteses dentárias requer também a utilização de máquinas e fornos, que podem causar poluição sonora, insolação e queimaduras [1].

Dada a ausência de um estudo deste tipo no CNAOM e o difícil contexto profissional em que a saúde e a segurança dos trabalhadores são afectadas, iniciámos este estudo. Assim, decidimos concentrar-nos apenas na avaliação dos riscos físicos e químicos a que os trabalhadores estão expostos.

I-MATERIAIS E MÉTODO

1.1- Local do estudo: O estudo foi efectuado no Centre National d'Appareillage Orthopédique du Mali (CNAOM).

1.2- Tipo e período de estudo: Trata-se de um estudo transversal descritivo, realizado de 1 a 31 de agosto de 2020.

1.3- População do estudo: O estudo incidiu sobre os ortoprotesistas que trabalham nas oficinas de fabrico do Centre National d'Appareillage Orthopédique du Mali e nas zonas de produção de próteses.

1.4- Amostragem: Todos os ortoprotésicos foram envolvidos no estudo. As oficinas e postos de trabalho também fizeram parte das amostras para as medições ambientais.

1.5- Critérios de inclusão: Todos os ortoprotectores expostos e os seus postos de trabalho foram incluídos no nosso estudo.

1.6- Critérios de não inclusão: Foram excluídos do estudo todos aqueles que não quiseram preencher o questionário.

1.7- Técnica e instrumentos de recolha de dados: Os trabalhadores foram submetidos a um questionário individual anónimo. Para além dos dados sociodemográficos e profissionais, o questionário incluía medições de incómodos no ambiente de trabalho. Os dados recolhidos foram tratados com recurso aos seguintes programas informáticos: SPSS (versão 20.0) e EXCEL (versão 17), e os textos foram tratados com recurso ao Microsoft Word.

<u>**II- RESULTADO**</u>

1- Caraterísticas sócio-demográficas dos participantes

<u>**Tabela I:**</u> Distribuição etária.

Idade	Força de trabalho	Percentagem
20 a 30 anos	3	20
31 a 40 anos	9	60
41 a 50 anos	2	13,7
51 a 60 anos	1	6,7
Total	15	100,0

Quadro II: Repartição por género.

Género	Força de trabalho	Percentagem
Homens	13	86,7
Mulher	2	13,3
Total	15	100,0

Quadro III: Repartição por qualificação.

Qualificação	Trabalhadores	Percentagem
Ortoprotésico	8	53,3
Assistente de ortoprotésico	7	46,7
Total	15	100,0

Quadro IV: Repartição por antiguidade.

Antiguidade	Força de trabalho	Percentagem
Menos de 5 anos	9	60,0
5 a 10 anos	2	13,3
10 a 15 anos	1	6,7
Mais15anos	3	20,0
Total	15	100,0

Figura 1: Gesso para próteses.

Figura 2: Prótese: tibial, femoral, muleta.

III- DEBATE

A média de idade foi de 40,25 anos, com extremos de 20 e 60 anos. O nosso resultado é inferior ao de I.N.A AKA et al [1]. E superior ao de Benzarti Mezni, A. et al [3] que encontrou uma média de idade de 37,1 anos. Verificámos uma clara predominância do sexo masculino, com um rácio de 6,5% a favor dos homens. O nosso resultado é comparável ao de Amel Arib et al (Mezdad, Mohamed, & Mohamed, 2016) [4]. Isto poderia ser explicado pelo facto de as mulheres considerarem que esta profissão é apenas para homens. A antiguidade a menos de 5 anos foi de 60,0% entre os trabalhadores, o nosso resultado é inferior ao de S AD et al [5]. . Na sala de máquinas, a metrologia revelou um nível de ruído de 90 dB(A), desconforto no calor, com temperaturas variando de 26 a 40°C, e a quantidade de luz fornecida não atendia aos padrões. A quantidade de pó de gesso encontrada no ar ambiente foi de 5,5 mg/cm3 na sala de estucagem e moldagem. Constatámos a presença de numerosos produtos químicos no ambiente de trabalho. O incómodo sonoro é um conceito difícil de quantificar: todos conhecem bem a diferença de apreciação de um ruído e de uma atmosfera musical de nível sonoro igual, por exemplo, ou em função da hora do dia em que ocorre, da sua duração e do nível de ruído ambiente. O ruído pode tornar-se incómodo quando, pela sua natureza, frequência ou intensidade, é suscetível de causar perturbação excessiva às pessoas, perigo, danos à saúde ou ao ambiente [6]. Num estudo realizado na Costa do Marfim por B Y Yeboué et al [7], que constatou que a exposição a um ruído superior a 90 dB(A) durante um período superior a 2 horas é mais frequente no sector da indústria da madeira e, em segundo lugar, na agroindústria e semelhante ao de um estudo realizado no Burkina Faso por O Souleymane et al [8]. No Senegal, N'Diaye et al. (N'Diaye et al. 2014) encontraram uma duração de exposição de 16 a 30 anos [9]. No Mali, um estudo efectuado por Bagayoko TB et al. encontrou valores de 70 a 105 dB para 82% dos postos de trabalho [11]. O ruído provinha da sala de máquinas. Os trabalhadores estavam expostos a ele de forma descontínua e com intensidade moderada. Relativamente aos acidentes de trabalho, 53,3% dos trabalhadores sentiram-se mais expostos a lesões, 13,3% sentiram-se expostos a cortes e 73,3% a queimaduras. Como meios de proteção, 100% tinham vestuário de trabalho. Verificámos que este vestuário de trabalho não era muito adequado. Quanto a outros meios de proteção pessoal, 86,6% usavam máscaras. Quanto ao uso de luvas, apenas 66,6% as possuíam e utilizavam-nas esporadicamente. Não registámos nenhum caso de doença profissional.

IV- REFERÊNCIAS BIBLIOGRÁFICAS

[1] I.NA. AKA et al: Avaliação das perturbações físicas e químicas numa oficina de fabrico de aparelhos ortopédicos no Hospital Universitário de Yopougon-Abidjan.

 https://www.sciencedirect.com/journal/archives-des-maladies-professionnelles-et-de-lenvironnement/vol/77/issue/4 setembro de 2016, Páginas 665-669

[2] Nadine Fréry et al: EXPOSIÇÃO DOS EMPREGADOS A MÚLTIPLAS NUÍSTAS CARCINOGÉNICAS EM 2010.

Soumis le 10.03.2017 // Data de apresentação: 03.10.2017

[3] Benzarti Mezni, A. et al. (2014). "Profil Étiologique Des Surdités d'origine Professionnelle. À Propos de 67 Cas." Archives des Maladies Professionnelles et de l'Environnement 75(3): S21.

https://linkinghub.elsevier.com/retrieve/pii/S1775878514001076.

[4] Mezdad Amel Arib Ep, Amer Lamara Mahamed, & Amer Lamara Mahamed (2016): Évaluation Du Déficit Auditif Moyen Chez Les Travailleurs D'Une Industrie De L'Électroménager." Archives des Maladies Professionnelles et de l'Environnement 77(3): 539.

https://linkinghub.elsevier.com/retrieve/pii/S177587851630460X.

[5] S A DIA et al: Avaliação dos riscos profissionais no sector da fundição artesanal de alumínio em Dakar.

https://www.sciencedirect.com/journal/archives-des-maladies-professionnelles-et-de-lenvironnement. outubro de 2017, Páginas 454-459

[6] MATCHUM KOUOGUE CHRISTELLE F.-A.: La protection juridique de l'environnement au Cameroun et en France le cas des nuisances sonores. Universidade de Limoges - Tese de Mestrado em Direito Internacional e Comparado do Ambiente 2008.

[7] B Y Yeboué et al: Avaliação do risco de ruído em 881 postos de trabalho em 320 empresas do sector privado na Costa do Marfim. https://www.sciencedirect.com/journal/archives-des-maladies-professionnelles-et-de-lenvironnement/vol/79/issue/4. setembro de 2018, Páginas 528-533

[8] O Souleymane et al: Impact des Nuisances Sonores sur la Qualité de Vie des Travailleurs dans les Centrales Électriques de la Ville de Ouagadougou. Revista científica europeia Edição de março de 2019 Vol.15, No.9 ISSN: 1857 - 7881 (Print) e - ISSN 1857- 7431

[9] N'Diaye, M. et al (2014): "Évaluation Du Risque Bruit Au Niveau Du
Site Acide Des Industries Chimiques Du Sénégal (ICS)".
Archives des Maladies Professionnelles et de l'Environnement 75(3): S19.
https://linkinghub.elsevier.com/retrieve/pii/S1775878514001015.

[10]: Unidade de Estudos, Investigação, Documentação e Informática do CNAOM; Despacho n.º 2-065, de 18 de dezembro de 2002, que cria o CNAOM.

[11] Bagayoko TB et al : Evaluation des facteurs d'ambiances physiques de travail à la Compagnie Malienne de Textile (COMATEX-SA), SEGOU. MALI SANTE PUBLIQUE, dezembro de 2020 TOMO X N° 02

AVALIAÇÃO DOS RISCOS PROFISSIONAIS NUMA GARAGEM DE AUTOMÓVEIS MODERNA EM BAMAKO

[1,2,3,4,5,6,7,8,9,10,] I Sacko , TB Bagayoko , Z Coulibaly , M Diawara , S Sanogo B Diallo , L Diakité , FB TOURE , B GAKOU , P Hamidou (SOMASST) [11]

4. Centro Nacional de Adaptação Ortopédica do Mali
5. Serviço de medicina legal e do trabalho do hospital Nianankoro Fomba de Ségou.
6. Instituto Nacional de Previdência Social (Mali)
7. Caisse Nationale d'Assurance Mali (Mali)
8. Agência Nacional de Assistência Médica (Bamako Mali)
9. Fundo da Segurança Social do Mali (Mali)
10. Centro de Saúde Comunitário Pelengana Sud (Ségou Mali)
11. Instituto Nacional de Previdência Social (Mali)
12. Gabinete Médico KENEYA (Bamako Mali)
13. Fundo da Segurança Social do Mali (Mali)
14. Sociedade Maliana de Saúde e Segurança no Trabalho.

Autor: Dr. Idrissa Sacko, Especialista em Saúde e Segurança no Trabalho, Centro Nacional de Colocação Ortopédica. 00223 76 18 88 82
Correio eletrónico: sackoidrissa43@yahoo.fr

Resumo: Os riscos profissionais, representados pelos acidentes de trabalho e pelas doenças profissionais, são a causa de lesões pessoais graves, de danos materiais, de perdas financeiras e de uma deterioração do clima social nas empresas.

Objetivo: O objetivo do nosso estudo foi avaliar os riscos profissionais numa garagem de automóveis moderna na cidade de Bamako.

Metodologia: Este foi um estudo transversal descritivo realizado durante um período de dois meses. Todos os trabalhadores da garagem foram incluídos, independentemente da idade ou das qualificações. Os dados foram recolhidos através de visitas às instalações e de um questionário com várias partes (aspectos sociodemográficos, condições de trabalho e avaliações de risco).

Resultados: A idade média foi de 30 anos e os doentes eram exclusivamente homens. Os extremos foram 19 e 54 anos. Metade do pessoal da garagem estava lá há mais de 10 anos. O rendimento mensal dos trabalhadores era baixo. A atividade principal era a reparação de avarias, a carroçaria, a pintura e a manutenção rápida. Entre os factores de incómodo que registámos na garagem, 50% estavam expostos ao calor e ao pó, 75% ao ruído, 50% aos fumos e vapores e 65% às vibrações. O risco de explosão ou incêndio era de 80%. Não registámos nenhum caso de surdez profissional. No que diz respeito aos constrangimentos ligados às situações de trabalho, todos (100%) afirmaram adotar diferentes posturas na prática, umas mais incómodas do que outras. 90% destes trabalhadores faziam mais manipulações. A carga mental era também muito elevada, com 50% a afirmarem tê-la. 85% tinham tido 1 a 2 acidentes, enquanto 15% afirmaram ter tido entre 3 e 4 acidentes e 20% referiram um acidente de trajeto.

Conclusão: A garagem de automóveis é um local de trabalho de alto risco, com a presença simultânea de vários riscos e situações de trabalho perigosas. Neste contexto, é importante prever estratégias de prevenção centradas sobretudo na prevenção primária.

<u>Palavras-chave</u>: avaliação; riscos profissionais; garagem, Bamako

<u>**INTRODUÇÃO**</u>

Os riscos profissionais, representados pelos acidentes de trabalho e pelas doenças profissionais, são a causa de lesões pessoais graves, de danos materiais, de perdas financeiras e de uma degradação do clima social nas empresas.

Em 2005, a frequência dos acidentes de trabalho era 5 a 7 vezes mais elevada nas (muito) pequenas empresas com menos de 20 trabalhadores do que nos estabelecimentos com 1500 ou mais trabalhadores. Vários factores contribuem para estes resultados, que são tanto mais preocupantes quanto o futuro do emprego está frequentemente ligado ao pretenso dinamismo das PME: mais do que em qualquer outro lugar, o risco é entendido como fazendo parte da identidade da profissão, enquanto a consciência do perigo depende da confrontação direta com um acidente grave, ao passo que, na sua ausência, o status quo parece justificável; a responsabilidade é frequentemente atribuída aos comportamentos e atitudes individuais; o custo dos acidentes e das paragens de trabalho é largamente subestimado [1]. Os profissionais da reparação automóvel (mecânicos, reparadores de carroçarias) estão particularmente expostos a riscos cancerígenos e químicos e a riscos físicos nas oficinas e cabinas de pintura. A multiplicidade e a concomitância destas exposições podem favorecer o aparecimento de patologias e tornar o trabalho mais árduo, como mostra o inquérito "Saúde e Itinerário Profissional" efectuado pela Direção de Investigação dos Estudos, da Avaliação e das Estatísticas (Drees) e pela Direção de Animação da Investigação, dos Estudos e das Estatísticas (Dares) (SIP 2006-2010 1) [2]. Ainda hoje, um grande número de acidentes de trabalho e doenças profissionais (AT/MP) ocorre em França durante o trabalho.

Todos os dias, 170 acidentes de trabalho resultam em incapacidade permanente ou morte, e cerca de 80 pessoas são reconhecidas como sofrendo de uma doença profissional. Esta não é a única razão pela qual a avaliação dos riscos é necessária. A ausência de um acidente ou de uma doença relacionada com o trabalho não significa que não haja riscos.

não há risco: zero acidentes e doenças profissionais não é o mesmo que zero riscos.

Com efeito, a avaliação dos riscos profissionais pressupõe uma abordagem pró-ativa na empresa para compreender e analisar todos os fenómenos susceptíveis de originar um risco para a saúde e a segurança no local de trabalho [3].

A avaliação a priori dos riscos é um meio essencial para proteger a saúde e a segurança do pessoal, no âmbito de uma abordagem global de prevenção dos riscos profissionais nos estabelecimentos de ensino superior e de investigação [4]. Antes de examinar a literatura sobre a avaliação dos riscos, pensámos que seria útil definir certos conceitos [5].

Perigo (ou fenómeno perigoso): uma causa capaz de provocar lesões ou danos à saúde.

Situação de perigo: qualquer situação em que uma pessoa esteja exposta a um ou mais perigos.

Acontecimento perigoso: um acontecimento suscetível de causar danos à saúde.

Risco: combinação da probabilidade e da gravidade de uma lesão ou dano para a saúde que pode ocorrer numa situação perigosa [6].

Análise dos riscos: estudo das condições em que os trabalhadores estão expostos a esses perigos

A avaliação dos riscos é definida como a apreciação dos riscos para a saúde e a segurança dos trabalhadores, em todos os aspectos relacionados com o trabalho (incluindo a organização, o ritmo e a duração do trabalho) [7].

- A frequência dos acidentes de trabalho no sector da reparação automóvel em França,

- Falta de informação dos trabalhadores sobre os diferentes factores de risco e as medidas corretivas e preventivas neste ambiente,

- Como mudar o comportamento destes trabalhadores

As razões da nossa escolha de tema.

I-MATERIAIS E MÉTODO

A- Tipo de estudo: Trata-se de um estudo transversal descritivo.

[er]**B- Período de estudo:** O estudo decorreu durante um período de 02 meses, de 1 de outubro de 2014 a 30 de novembro de 2014.

C- População do estudo: O estudo envolveu pessoal de garagem de todas as idades e qualificações.

D- Amostragem :

1- Critérios de inclusão: Todo o pessoal que trabalha nesta garagem durante o período do estudo.

2- Critérios de não-inclusão: O pessoal administrativo foi excluído do estudo.

E- Instrumento de recolha de dados: Para realizar este inquérito, elaborámos um formulário de recolha de dados com base em formulários utilizados noutros estudos e com a ajuda de uma pesquisa bibliográfica.

A elaboração do questionário foi a fase mais difícil da nossa investigação. Elaborámos dois formulários de inquérito: um que nos fornece informações sobre a própria empresa e sobre os diferentes riscos a que os trabalhadores estão expostos, e outro sobre o trabalhador e o seu ambiente de trabalho.

O questionário da empresa inclui perguntas divididas nas seguintes categorias:

- Identificação da empresa,
- Organização do trabalho,
- Riscos internos da empresa,
- Riscos associados ao equipamento,
- As posturas mais utilizadas,
- Os meios de proteção de que dispõem os trabalhadores,

- Registo de doenças e acidentes de trabalho.
- O questionário do trabalhador é composto por 06 categorias de perguntas, semi-abertas e fechadas, e inclui perguntas divididas nas seguintes categorias:
- Identificação do empregado,
- A atividade,
- Avaliação dos diferentes riscos
- Meios de proteção,
- Diferentes tipos de acidentes de trabalho,
- As diferentes doenças profissionais.

F- Suportes de dados: A informação recolhida estava disponível em :

- Recolha de informações por entrevista,

- Observação de situações de trabalho,

- Consulta dos documentos da empresa relativos às categorias profissionais, às secções de trabalho, aos registos médicos e ao processo médico de cada trabalhador,

- Um formulário de visita à empresa para avaliação dos riscos profissionais.

- Os resultados das medições ambientais efectuadas nos postos de trabalho pela nossa equipa.

Os instrumentos de medição utilizados são :

- Para o ruído : Medidor de nível sonoro PYLE PSP01
- Para a temperatura: termómetro de infravermelhos TROTEC BP20
- Para a intensidade luminosa: o luxímetro TROTEC BF05
- Termo-higro-gasómetro CO_2 tipo TROTEC BZ25

G- Técnica de recolha: Trata-se de ler os documentos acima referidos e de os registar num questionário.

H- Tratamento dos dados: Os dados foram introduzidos e analisados com recurso ao software SPSS 12.0. O processamento de texto foi efectuado com recurso ao Microsoft Word.

II- RESULTADO

Tabela I: Distribuição etária.

Idade	Força de trabalho	Percentagem
19-24 anos	01	5
25-30 anos	01	5
Idade 31-36 anos	03	15
37-42 anos	08	40
Idade 43-48 anos	04	20
49-54 anos	03	15
TOTAL	20	100

Quadro II: Repartição por género.

Género	Força de trabalho	Percentagem
MACHO	20	100
MULHERES	00	00
TOTAL	20	100

Figura 1: Repartição por antiguidade.

Quadro III: Repartição por atividade

Atividade	Força de trabalho	Percentagem
Pintura	05	25
Trabalho corporal	05	25
Resolução de problemas	07	35
Manutenção rápida	03	15
	20	100
TOTAL		

Figura 2: Distribuição dos trabalhadores de acordo com os factores de incómodo

Quadro IV: Repartição dos trabalhadores em função dos riscos relacionados com o equipamento

Riscos do equipamento	Força de trabalho	Percentagem

CORTE	05	25
LESÕES	18	90
ECRASEMENT	05	25
BURNS	05	25
TRAUMATISMO	01	05

Figura 3: Distribuição dos trabalhadores em função do risco de acidente

III- DEBATE

As actividades da empresa incluem: venda de automóveis, venda de peças sobresselentes e mecânica de automóveis. Trata-se de uma empresa moderna. Tem 100 trabalhadores e faz parte do sistema de medicina do trabalho, com uma enfermaria. A empresa dispõe de vestiários, de um sistema de restauração e de instalações sanitárias conformes às normas. Os diferentes riscos na garagem variam consoante o posto de trabalho. No entanto, há um certo número de riscos internos à empresa a que todos estariam expostos: ruído, calor, vibrações, iluminação, fumos e poeiras. Riscos ligados ao equipamento: cortes, ferimentos, esmagamento, queimaduras, traumatismos graves, incêndio ou explosão. As diferentes posturas utilizadas por todos são :

- De pé, tronco em anteflexão e rotação,
- Agachar-se ou ajoelhar-se,
- Apoiar-se nos cotovelos ou nos pulsos,
- Braços no ar,
- Deitado, braços no ar,
- Inclinando-se para a frente.

A garagem fornece aos trabalhadores equipamento de proteção e todos os trabalhadores recebem vestuário de trabalho. Existem registos onde são anotados os acidentes e as doenças profissionais. Registaram-se alguns casos de acidentes que foram cobertos pela entidade patronal e pelo Instituto Nacional de Segurança Social.

A média **de** idade **foi de** 30 anos e exclusivamente masculina. Os extremos foram 19 e 54 anos, o nosso resultado é inferior ao de S A DIA et al [8] que encontrou uma idade média de 40 anos e exclusivamente masculina. Isto pode ser explicado pelo facto de as mulheres considerarem que esta profissão é apenas para homens. Metade do pessoal da garagem tinha mais de 10 anos de antiguidade, e o nosso resultado é superior ao de S AD et al [9]. Entre os factores de incómodo que registámos na garagem, 50% dos trabalhadores sentiam-se incomodados pelo calor, 50% pelo pó, 75% pelo ruído, 50% pelos fumos e vapores e 65% pelas vibrações. O incómodo sonoro é um conceito difícil de quantificar: todos conhecem bem a diferença de apreciação de um ruído e de uma atmosfera musical de igual nível sonoro, por exemplo, ou em função da hora do dia em que ocorre, da sua duração ou do nível de ruído ambiente. O ruído pode tornar-se incómodo quando, devido à sua natureza, frequência ou intensidade, é suscetível de causar perturbações excessivas às pessoas, perigo, danos à saúde ou danos ao ambiente [10]. Entre os factores de incómodo, o ruído representa 75% dos casos. O nosso resultado é inferior ao de um estudo realizado na Costa do Marfim por B Y Yeboué et al [11], que encontrou 98%. Os ruídos são principalmente devidos aos motores, aos acessórios, ao compressor de ar, à chave de impacto, aos extractores e ao cinzel pneumático. Estavam expostos ao ruído durante todo o dia de trabalho, mas de forma descontínua e com intensidade moderada. Não registámos nenhum caso de surdez. A carga mental era também muito elevada, com 50% a afirmarem tê-la. No que diz respeito aos constrangimentos ligados às situações de trabalho, todos (100%) afirmaram adotar diferentes posturas na prática, umas mais incómodas do que outras. No nosso estudo, 90% destes trabalhadores efectuavam mais manipulações. A carga mental foi também muito elevada, com 50% a afirmarem tê-la. Esta carga mental pode ser explicada pela pressão a que estão sujeitos pelos clientes, que querem os seus veículos de volta o mais rapidamente possível, e pelas necessidades familiares. O fator humano e o fator tempo trabalham contra eles, o que pode levar ao stress. Os riscos psicossociais dizem respeito a situações de trabalho em que existe um risco de stress, de violência interna e de violência externa. Estes riscos podem ser induzidos pela própria atividade ou gerados pela organização do trabalho [12]. No que diz respeito aos riscos associados aos equipamentos de trabalho, os trabalhadores constataram que estavam mais expostos a lesões em 90% dos casos; dada a sua polivalência no posto de trabalho, a falta de utilização de EPIs e a sua falta de qualificações, são por isso muito frequentemente vítimas de acidentes de trabalho sem grande gravidade. O risco de queda consistia em quedas ao mesmo nível num piso escorregadio com óleo sujo, num piso regular e num piso frequentemente cheio de obstáculos. O risco de explosão ou de incêndio é de 80%. Este facto pode ser explicado pela botija de gás, mal armazenada, e pelos numerosos produtos inflamáveis, incluindo hidrocarbonetos, que se encontravam frequentemente no chão. Depois, havia uma fonte de calor (motores, gases de escape, eletricidade e temperaturas elevadas). 85% sofreram 1 a 2 acidentes, 15% afirmaram ter sofrido entre 3 e 4 acidentes e 20% referiram um acidente de trajeto. Os vários acidentes variaram entre simples cortes (15%) e ferimentos (60%). Não registámos nenhum caso de esmagamento.

CATHEL KORNIG E ÉRIC VERDIER [3] constataram que os acidentes de trabalho estavam principalmente ligados à movimentação manual (41%), aos acidentes ao mesmo nível (16%), às quedas de altura (8%) e às quedas de ferramentas (13%), para citar apenas os mais frequentes. Estes acidentes provocam, por ordem de frequência, feridas, contusões, lombalgias, entorses e fracturas. Os mecânicos encontram-se entre as profissões particularmente expostas ao risco de lombalgia. Os desafios da prevenção são, por conseguinte, elevados num sector em que os empregadores se queixam frequentemente de dificuldades de recrutamento [13]. Apenas 10% dos trabalhadores declararam ter sofrido uma doença profissional, 40% declararam ter perturbações musculares e 50% perturbações esqueléticas. Estes riscos podem igualmente afetar a saúde física (doenças cardiovasculares, perturbações músculo-esqueléticas, etc.) ou mental [14].

IV- REFERÊNCIAS BIBLIOGRÁFICAS

[1] ERIC VERDIER: PME e prevenção de riscos profissionais: diálogo difícil ou encontro impossível? APRES-DEMAIN N12 01/10/09 Página34.
LA SANTÉ PUBLIQUE n.º 12 de novembro de 2009.

[2] Nadine Fréry et al: EXPOSIÇÃO DOS EMPREGADOS A MÚLTIPLAS NUÍSTAS CARCINOGÉNICAS EM 2010. Soumis le 10.03.2017 // Data de apresentação: 03.10.2017

[3] REDE DE CONTROLO E PREVENÇÃO DE RISCOS PROFISSIONAIS EM PACA: Mecânica e carroçaria, Manutenção de veículos automóveis. Prevenção em ação para a saúde dos trabalhadores e das empresas. www.sante-securite-paca.org. ... . Por sector

[4] CENTRE NATIONAL DE LA RECHERCHE SCIENTIFIQUE :
Avaliação dos riscos profissionais. Documento único Circulaire N° 6 DRT de 18 de abril de 2002. Decreto de aplicação n° 2001-1016 que cria um *documento* de avaliação *dos riscos.*

[5] EVENS EMMANUEL: Evaluation des risques sanitaires et éco toxicologiques lies aux effluents hospitaliers - Thèse de doctorat 2004.

[6] SYNERGIE ECOLE. EMPRESA: Manutenção de veículos Automóveis. Prevenção na região do Pays de la Loire.

[7] SCTRICK L.: Evaluation des risques professionnels dans les établissements de santé (Avaliação dos riscos profissionais nos estabelecimentos de saúde). Perigo: propriedade ou capacidade intrínseca de um equipamento.

[8] S A DIA et al: Avaliação dos riscos profissionais entre os trabalhadores de uma fábrica de farinha em Dakar. https://www.sciencedirect.com/journal/archives-des-maladies-professionnelles-et-de-lenvironnement/vol/79/issue/1. fevereiro de 2018, Páginas 18-22

[9] S A DIA et al: S A DIA et al: Avaliação dos riscos profissionais no sector da fundição artesanal de alumínio em Dakar. https://www.sciencedirect.com/journal/archives-des-maladies-professionnelles-et-de-lenvironnement. outubro de 2017, Páginas 454-459

[10] MATCHUM KOUOGUE CHRISTELLE F.-A.: La protection juridique de l'environnement au Cameroun et cn France le cas des nuisances sonores. Universidade de Limoges - Tese de Mestrado em Direito Internacional e Comparado do Ambiente 2008.

[11] B Y Yeboué et al: B Y Yeboué et al: Avaliação do risco de ruído em 881 estações de trabalho em 320 empresas do sector privado na Costa do Marfim. https://www.sciencedirect.com/journal/archives-des-maladies-professionnelles-et-de-lenvironnement/vol/79/issue/4. setembro de 2018, Páginas 528-533

[12] *INRS*: Avaliação dos Riscos Profissionais. Ajuda à avaliação dos riscos nas PME - PMI. março de 2011. www.travail-emploi.guov.fr, separador "Santé au Travail".

[13] CATHEL KORNIG E ÉRIC VERDIER: De très petites entreprises de la réparation automobile face aux normes publiques de la prévention des risques professionnels. O caso de uma ação colectiva territorial.

http://www.lest.cnrs.fr/IMG/pdf/Kornig_Verdier_RFAS.pdf

[14] *INRS*: Avaliação dos riscos profissionais. Ajuda à avaliação dos riscos nas PME - PMI. março de 2011. www.travail-emploi.guov.fr, separador "Santé au Travail".

CONHECIMENTOS, ESTUDOS E PRÁTICAS DO PESSOAL DE ENFERMAGEM DO CENTRO NACIONAL DE ORTOPEDIA DO MALI EM RELAÇÃO À COVID-19

[1][2][3][4][5],[6][7][8][9][10], I Sacko , H Kinta , A Kiré , A Samaké , TB Bagayoko S Sanogo , L Diakité , FB TOURE , B Diallo , B Gakou (SOMASST) [11]

15. Centro Nacional de Adaptação Ortopédica do Mali

16. Centro Nacional de Adaptação Ortopédica do Mali

17. Centro Nacional de Adaptação Ortopédica do Mali

18. Centro Nacional de Adaptação Ortopédica do Mali

19. Serviço de medicina legal e do trabalho do hospital Nianankoro Fomba de Ségou.

20. Agência Nacional de Assistência Médica (Bamako Mali)

21. Centro de Saúde Comunitário Pelengana Sud (Ségou Mali)

22. Instituto Nacional de Previdência Social (Mali)

23. Fundo da Segurança Social do Mali (Mali)

24. Gabinete Médico KENEYA (Bamako Mali).

25. Sociedade Maliana para a Saúde e Segurança no Trabalho

Autor: Dr. Idrissa Sacko, especialista em saúde e segurança no trabalho, Centre National d'Appareillage Orthopédique. 00223 76 18 88 82

Correio eletrónico: sackoidrissa43@yahoo.fr

Conflito de interesses: nenhum

Resumo:

Introdução: Os profissionais de saúde, em particular aqueles que estão em contacto com os doentes ou que lhes prestam cuidados, são mais susceptíveis de serem infectados pelo SARS-CoV-2 do que a população em geral.

Objetivo: O objetivo do nosso estudo foi investigar os conhecimentos, as atitudes e as práticas do pessoal de enfermagem do Centre National d'Appareillage Orthopédique du Mali em relação à Covid-19.

[er]**Metodologia:** Trata-se de um estudo transversal descritivo que decorreu de 1 a 30 de junho de 2020. Envolveu todos os colaboradores do CNAOM. Os dados recolhidos foram tratados com recurso aos programas informáticos SPSS (versão 20.0) e EXCEL (versão 17) e o texto foi tratado com recurso ao Microsoft Word. Resultados: A taxa de participação foi de 100%, com média de idade de 40,25 anos e extremos que variaram de 20 a 60 anos. A nossa amostra foi constituída por 07 mulheres (15,9%) e 37 homens (84,1%), com uma clara predominância masculina, com um rácio de 5,28% a favor dos homens. A televisão foi a fonte de informação mais citada no nosso estudo com 65,9%, em contraste com a rádio com 31,8%. No nosso estudo, 97,7% dos profissionais de enfermagem acreditavam na existência da pandemia. Foram referidos vários modos de transmissão, com destaque para as gotículas respiratórias por 47,7% dos participantes. A maioria dos participantes tinha um bom conhecimento dos sinais clínicos da doença. No nosso estudo, a atitude preferida do pessoal de

enfermagem foi a de evitar o contacto físico com os doentes. No nosso estudo, 90,9% do pessoal teve contacto físico com os doentes, em comparação com 9,1%. No nosso estudo, as medidas de barreira não foram respeitadas por 31,8% dos doentes. O risco de exposição a doenças era muito elevado (63,6%). 72,7% do pessoal declarou que o grau de stress era muito elevado. O uso de máscara é o meio de proteção mais frequente (81,8%), seguido da utilização de gel hidroalcoólico (9,1%). No nosso estudo, 94,6% do pessoal de enfermagem estava satisfeito com a implementação do comité de crise pandémica. **Conclusão**: Esta pandemia grave e mortal ainda persiste e merece uma atenção especial.

Palavra-chave : Conhecimentos; Atitudes; Práticas; Pessoal de enfermagem; COVID-19; CNAOM

A Organização Mundial de Saúde (OMS) recebeu um alerta sobre um caso de pneumonia atípica que surgiu em Wuhan (China) em 31 de dezembro de 2019 [5].

As investigações revelaram que estava a circular um novo coronavírus, causando o que hoje conhecemos como "doença do coronavírus 2019" (COVID-19).

Em 11 de março de 2020, a epidemia da doença do novo coronavírus foi oficialmente declarada uma pandemia pela OMS, depois de ter sido declarada uma emergência de saúde pública de âmbito internacional em 30 de janeiro de 2020. [6, 7]

Em África, a situação epidemiológica em 12 de junho de 2020, de acordo com o Centro de Prevenção e Controlo das Doenças da União Africana, era de 216 446 casos confirmados e 5 756 mortes no continente [8]. Os países do Magrebe foram os primeiros a ser afectados, em particular o Egito, que foi um dos primeiros países a notificar casos importados, a Argélia e Marrocos [8].

Os primeiros casos da pandemia de Covid-19 foram registados no Mali a partir de 25 de março [10]. Um comunicado de imprensa oficial anunciou que dois malianos tinham regressado de França a 12 e 16 de março, respetivamente.

O primeiro é uma mulher de 49 anos que vive em Bamako e o segundo um homem de 62 anos que vive em Kayes (oeste do país). De acordo com um comunicado de imprensa do governo datado de 10 de junho de 2020, a pandemia registou 1.667 casos infectados,

96 mortes e 948 casos curados [9]. A fim de contribuir para uma melhor prevenção desta pandemia, considerámos necessário realizar este estudo sobre os conhecimentos, as atitudes e as práticas do pessoal de enfermagem do Centre National d'Appareillage Orthopédique du Mali (CNAO) em relação à Covid-19.

I-MATERIAIS E MÉTODO

1.1- Local do estudo: O estudo foi efectuado no Centre National d'Appareillage Orthopédique du Mali (CNAOM).

1.2- Tipo e período de estudo: Trata-se de um estudo transversal descritivo, realizado de 1 a 30 de junho de 2020.

1.3- População do estudo: O estudo envolveu todo o pessoal de enfermagem do Centre National d'Appareillage Orthopédique no Mali.

1.4- Amostragem: Todo o pessoal de enfermagem foi incluído no estudo.

1.5- Critérios de inclusão: Todos os profissionais de saúde foram incluídos no nosso estudo.

1.6- Critérios de não inclusão: Pessoal administrativo que não tenha contacto direto com os doentes.

1.7- Técnica e instrumentos de recolha de dados: Foi pedido aos participantes que preenchessem um questionário individual anónimo. Para além dos dados sociodemográficos e profissionais, o questionário incluía uma avaliação dos conhecimentos e atitudes dos participantes sobre a doença do coronavírus. Os dados recolhidos foram processados com recurso ao software SPSS (versão 20.0) e EXCEL (versão 17) e o texto foi processado com recurso ao Microsoft Word.

II. RESULTADOS

1- Caraterísticas sócio-demográficas dos participantes

Tabela I: Distribuição etária.

Idade	Força de trabalho	Percentagem
20 a 30 anos	7	15,9
31 a 40 anos	27	61,4
41 a 50 anos	7	15,9
51 a 60 anos	3	6,8
Total	44	100,0

Quadro II: Repartição por género.

Género	Trabalhadores	Percentagem
Homens	37	84,1

Mulher	7	15,9
Total	44	100,0

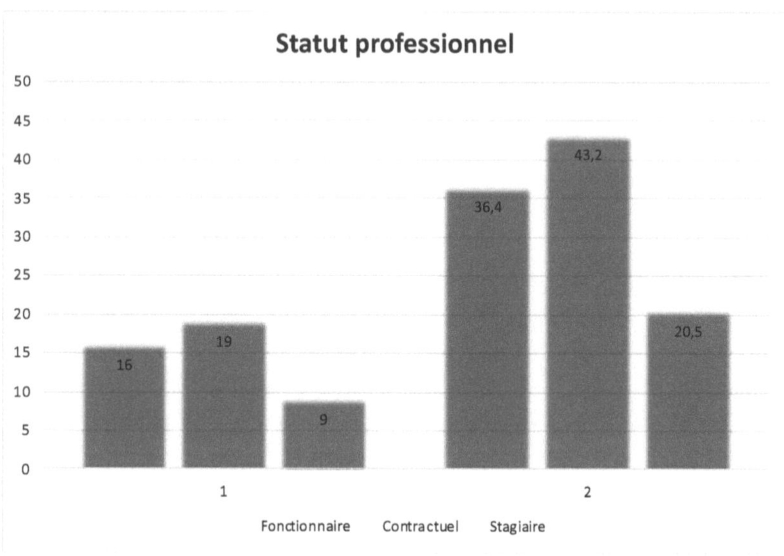

Figura 1: Repartição por estatuto profissional.

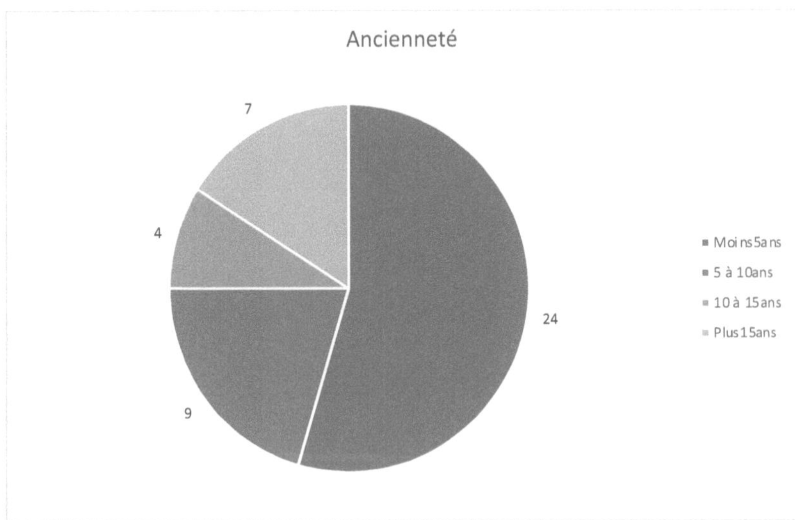

Figura 2: Repartição por antiguidade.

2-Conhecimento da doença pelos participantes

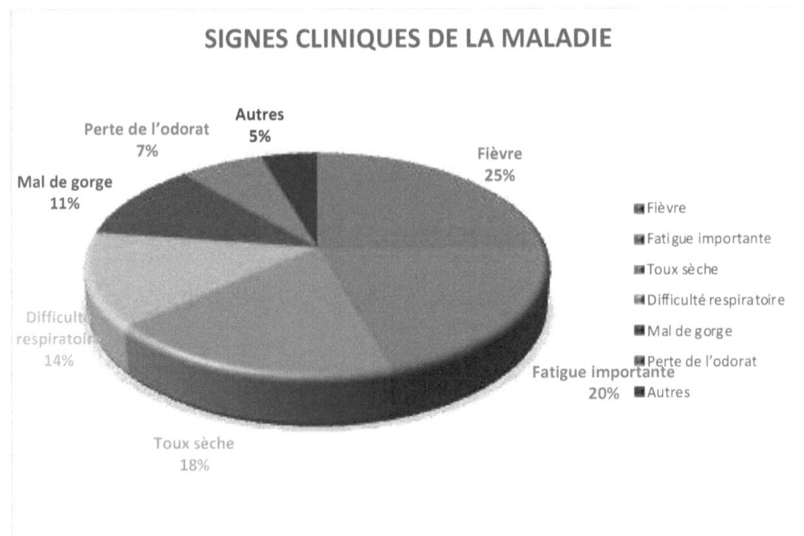

Figura 3: Conhecimento por sinais clínicos da doença

Quadro III: Distribuição de acordo com o conhecimento do modo de transmissão

Repartição por modo de transmissão

modo de transmissão	Força de trabalho	Percentagem
Gotículas respiratórias	21	47,7
Contactos estreitos	20	45,4
Outros	3	6,9
Total	44	100,0

3-Práticas de prevenção

Tabela IV: Distribuição de acordo com o conhecimento dos meios de proteção.

Meios de proteção	Trabalhadores	Percentagem
Máscara	36	81,8
Luva	2	4,5

Gel hidroalcoólico	4	9,1
Distanciamento	2	4,5
Total	44	100,0

Quadro V: Satisfação com a criação de um comité de crise Covid -19

Reação de satisfação	Força de trabalho	Percentagem
Satisfeito	42	95,4
Não satisfeito	2	4,6
Total	44	100,0

III. DISCUSSÃO

A taxa de participação no nosso estudo foi de 100%. O grupo mais representado foi de 61,4%. Este resultado é inferior ao de L DIAKITE em 58,1% dos casos [1]. No nosso estudo, 84,1% dos doentes eram do sexo masculino. A fraca proporção de mulheres na nossa amostra pode ser explicada pelo facto de poucas mulheres trabalharem nestas profissões. No estudo de Mamadou Maktar Mbacké Leye, 66,5% eram do sexo masculino [4]. No nosso estudo, os estudantes do INFSS foram os mais representados na nossa amostra, com 20,5%. Por outro lado, no estudo de M SANOGO, a categoria mais representada era a dos médicos de clínica geral, com 30,2% [3]. Esta diferença deve-se ao facto de os estudantes em formação terem sido os mais numerosos a participar no nosso estudo.

Conhecimento da pandemia: No nosso estudo, a televisão foi a fonte de informação mais citada, com 65,9%. A televisão foi a fonte de informação mais citada, com 65,9%, contra 31,8% para a rádio. Este resultado é comparável ao de L DIAKITE et al [1].

Crença na existência da doença: Em 97,7% dos casos, o pessoal de enfermagem acredita na existência da pandemia. Este resultado é comparável ao de Mamadou Makhtar Mbacké Leye, que encontrou 94,8% [4].

Modo de transmissão: Foram mencionados vários modos de transmissão, com os participantes a destacarem as gotículas respiratórias em 47,7% dos casos e o contacto próximo em 45,4%.

Este resultado é inferior ao de M SANOGO, que encontrou 63% para as gotículas respiratórias [3]. Sinais clínicos: No nosso estudo, a maioria dos participantes tinha um bom conhecimento dos sinais clínicos.

Possibilidade de recuperação: No nosso estudo, 52,2% afirmaram que uma pessoa infetada pode recuperar, resultado inferior ao de M SANOGO, que encontrou 63% [3].

Atitude em relação à pandemia: No nosso estudo, a atitude preferida do pessoal de cuidados foi a de não estar em contacto físico com os doentes. Durante o nosso estudo, 90,9% do pessoal de cuidados esteve em contacto físico com os doentes, em comparação com 9,1%.

Atitude do doente em relação ao cumprimento das medidas de barreira: No nosso estudo, 31,8% dos doentes não cumpriram as medidas de barreira. Risco de exposição à doença: No nosso estudo, o risco de exposição à doença foi muito elevado, com 63,6%. Este resultado é comparável ao do estudo de L DIAKITE et al, que encontrou um risco muito elevado de exposição à doença [1]. Grau de stress: 72,7% dos trabalhadores afirmaram que o grau de stress era muito elevado, contra 28,9% no estudo de L DIAKITE et al [1]. Meios de proteção: As máscaras são o meio de proteção mais utilizado (81,8%), seguido da utilização de gel hidroalcoólico (9,1%). No estudo de Mamadou Maktar Mbacké Leye, 93,8% dos doentes usavam máscaras e 77,8% lavavam as mãos com água e sabão [4]. Substituição regular do equipamento de proteção 65,9%

do pessoal confirmou a substituição regular do equipamento de proteção. A higiene do quarto foi de 56,8%, segundo os participantes. A reação do pessoal de saúde à criação do comité de crise e à gestão da Covid-19. O objetivo deste comité de crise era descrever as medidas de prevenção postas em prática pelas nossas autoridades de saúde, mas também desenvolver as nossas próprias medidas de barreira e adaptá-las ao nosso ambiente de trabalho para garantir a proteção do pessoal contra a pandemia. No nosso estudo, 94,6% do pessoal de cuidados teve uma reação positiva à criação do comité de crise pandémica. Este foi também o caso no estudo M KONE [2]. Sugestões feitas pelo pessoal para melhorar a prevenção da pandemia: 63,6% do pessoal de enfermagem recomendaram a redução do número de doentes que entram no hospital, enquanto 31,8% eram a favor da redução do número de pessoal nas enfermarias. De acordo com o grau de satisfação por posto de trabalho, 54,5% do pessoal considerou que as medidas não eram suficientes. O reforço das medidas preventivas para melhorar a prevenção contra a pandemia, a mesma recomendação foi encontrada no estudo de Lamine Diakité [1].

IV. REFERÊNCIAS BIBLIOGRÁFICAS

1. L DIAKITE et al. Conhecimentos, atitudes e práticas dos profissionais de saúde relativamente à infeção por Covid-19 no Mali.

2. M KONE: Estratégias de proteção dos trabalhadores contra a Covid-19 no sector mineiro do Mali

3. M SANOGO. Avaliação das práticas de higiene e de prevenção da doença por coronavírus no meio hospitalar: casos dos centros de isolamento e de tratamento da covid-19 no Centro Hospitalar Universitário do Ponto G (CHU-PG) no Mali.

4. Mamadou Makhtar Mbacké Leye. Conhecimentos, atitudes e práticas da população da região de Dakar relativamente à COVID-19

5. Organização Mundial de Saúde (2020) - Pneumonia de causa desconhecida - China, disponível em <https://https://www.who.int/csr/don/05-january-2020-pneumonia-of-unkown-cause-china/fr/>. Acedido em 30 de abril de 2020

6. Organização Mundial da Saúde (2020) - Declaração sobre a segunda reunião do Comité de Emergência do Regulamento Sanitário Internacional (2005) relativa ao surto de 2019 do novo coronavírus (2019-nCoV), disponível em <https://www.who.int/fr/news-room/detail/30-01-2020-statement-on-the-second-meeting-of-the-international-health-regulations-

(2005)-emergency-committee-regarding-the-outbreak-of-novel-
coronavirus-(2019-ncov)>. Acedido em 30 de abril de 2020

7. Organização Mundial da Saúde (2020) - Discurso do Diretor-
Geral da OMS na conferência de imprensa sobre a COVID-19: 11
de   março   de   2020,   disponível   em   <
https://www.who.int/fr/dg/speeches/detail/who-diretor-general-s-
opening-remarks-at-the-media-briefing-on-covid-19---11-march-
2020>. Acedido em 30 de abril de 2020

8. CDC de Arica: Centros Africanos de Prevenção e Controlo de
Doenças.

9. Comunicação com o Ministério da Saúde e dos Assuntos **Sociais**

ÍNDICE DE CONTEÚDOS

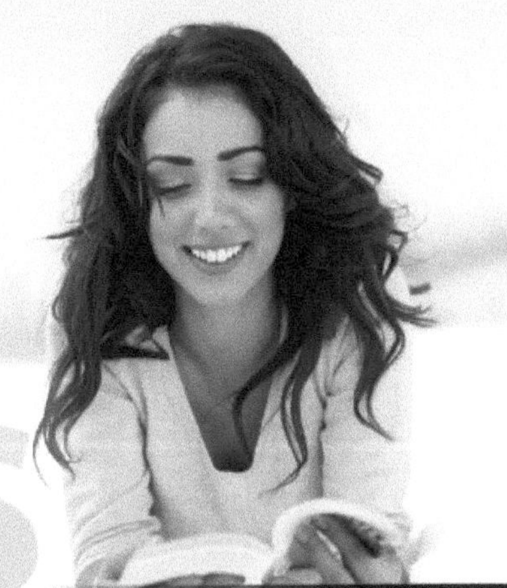

I want morebooks!

Buy your books fast and straightforward online - at one of world's fastest growing online book stores! Environmentally sound due to Print-on-Demand technologies.

Buy your books online at
www.morebooks.shop

Compre os seus livros mais rápido e diretamente na internet, em uma das livrarias on-line com o maior crescimento no mundo! Produção que protege o meio ambiente através das tecnologias de impressão sob demanda.

Compre os seus livros on-line em
www.morebooks.shop

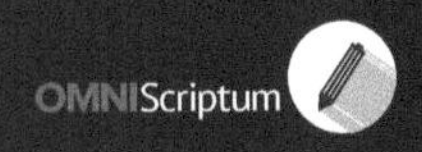

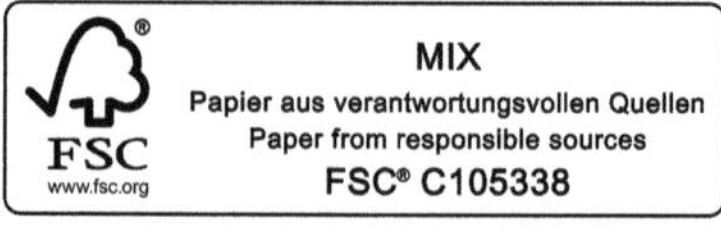

Printed by Books on Demand GmbH, Norderstedt / Germany